BEI GRIN MACHT SICH IHR WISSEN BEZAHLT

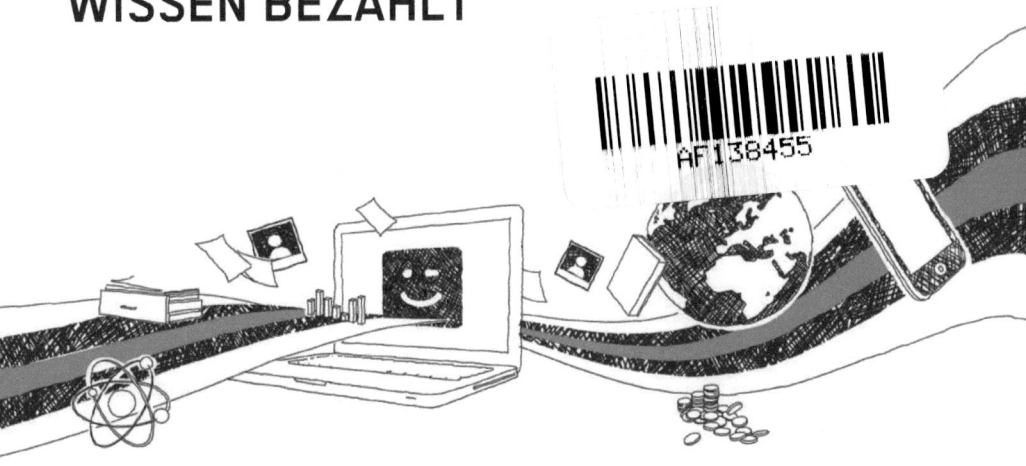

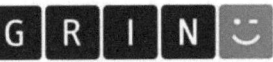

Medizinische Rehabilitation. Patientenschulung und ihre Auswirkung auf den Lebensstil

Stefan Gruber

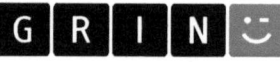

Bibliografische Information der Deutschen Nationalbibliothek:

Die Deutsche Nationalbibliothek verzeichnet diese Publikation in der Deutschen Nationalbibliografie; detaillierte bibliografische Daten sind im Internet über http://dnb.d-nb.de abrufbar.

ISBN: 9783346706362
Dieses Buch ist auch als E-Book erhältlich.

Druck und Bindung: Books on Demand GmbH, Norderstedt Germany
Gedruckt auf säurefreiem Papier aus verantwortungsvollen Quellen

Das vorliegende Werk wurde sorgfältig erarbeitet. Dennoch übernehmen Autoren und Verlag für die Richtigkeit von Angaben, Hinweisen, Links und Ratschlägen sowie eventuelle Druckfehler keine Haftung.

Das Buch bei GRIN: https://www.grin.com/document/1265324

Inhalt

1. Einleitung

1.1. Problemstellung

Die medizinische Rehabilitation ist auf die Erhaltung der Erwerbsfähigkeit bzw. Verhinderung der Pflegebedürftigkeit ausgerichtet. Es existieren mehrere Risikofaktoren, die die Wahrscheinlichkeit einer chronischen Erkrankung erhöhen. Diese Risikofaktoren umfassen etwa Alkohol, Übergewicht, geringe körperliche Aktivität oder Rauchen. Da viele Menschen in Deutschland mindestens einen der genannten Faktoren als Gewohnheit in ihr Leben integriert haben, werden Wege gesucht, die zu einer positiven Veränderung des Lebensstils beitragen können. Die Wirksamkeit der Veränderung muss anhand von empirischen Studien wissenschaftlich belegt werden.

1.2. Zielsetzung

Ziel der Arbeit ist es, die Begriffe der chronischen Erkrankung und medizinischen Rehabilitation genauer zu erklären. Geprüft werden soll, ob die Patientenschulung zu einer Verbesserung des Lebensstils beitragen kann bzw. wenn ja, welche Barrieren und Widerstände zu erwarten sind. Vor diesem Schritt ist es allerdings essenziell, genauer zu definieren, was unter einer Patientenschulung verstanden wird und welche Voraussetzungen diese verlangt. Auch benötigt es eine Erklärung, warum die in Kapitel 1.1. genannten Risikofaktoren überhaupt gefährlich sind bzw. wie sich die Verbreitung dieser Gewohnheiten in Deutschland darstellt. Sind diese Faktoren geklärt, ist die Zielsetzung die Patientenschulung anhand von empirischen Studien auf ihre Wirksamkeit zu prüfen. Im Diskussionsteil sollen die Ergebnisse und die Theorie anschließend kritisch hinterfragt werden. Ausgehend von diesen Zielsetzungen werden folgende wesentliche Forschungsfragen abgeleitet:

1) Was wird unter den Begriffen „chronische Erkrankung" und „Patientenschulung" verstanden?

2) Mit welchen Barrieren und Widerständen hat ein Psychologe zu rechnen und wie sind diese Probleme zu lösen?

3) Welche empirischen Studien zur Wirksamkeit der Patientenschulung existieren?

1.3. Vorgehen

In diesem Kapitel der Einführung (Kapitel 1) wurde das Problem erörtert, die Zielsetzung vorgegeben und die Forschungsfragen formuliert. Nun wird eine Aussicht gewährt, was dem Leser dieser Hausarbeit erwartet. In Kapitel 2, der medizinischen Rehabilitation, wird der Überbegriff der medizinischen Rehabilitation genauer erklärt. Im Anschluss wird der Begriff der chronischen Erkrankung (Kapitel 2.1.) definiert und einige Risikofaktoren genannt, die zu einer solchen Erkrankung führen können. Es wird argumentiert, warum diese Faktoren so gefährlich und wie ausgebreitet diese in Deutschland sind. Im Abschnitt 2.2. wird die Patientenschulung näher erfasst. Es geht um den Begriff selbst, welche Inhalte dieser umfassen kann, welche Kompetenzen zur Ausübung benötigt werden, wo die Kompetenzen erworben werden können, welche Rolle der Patient einnimmt und welche Beispiele für Patientenschulungen es in Deutschland gibt. Im Unterkapitel 2.3. geht es, um die Barrieren und Widerstände mit denen Psychologen zu kämpfen haben und welche Lösungsansätze existieren, um solche Hürden zu überwinden. Die Zusammenfassung des Theorieteils (Kapitel 2.4.) vervollständigt schlussendlich das zweite Kapitel. Im dritten Kapitel wird anhand von empirischen Studien die Wirksamkeit der Patientenschulung auf einen veränderten Lebensstil geprüft. Dabei werden unterschiedliche chronische Erkrankungen differenziert und die Wirksamkeit betrachtet. Komplimentiert wurden diese Untersuchungen mit Studien zur „Verständlichkeit der Patientenschulungen", die Hinweise auf essenzielle Bestandteile einer Patientenschulung geben oder etwa Vergleiche von Gruppen- und Einzelschulungen. Im vierten Kapitel, der Diskussion, wird zur Theorie und dem Vorgehen eine kritische Stellungnahme gemacht. Im letzten Kapitel (5tes Kapitel) wird schlussendlich das Fazit gezogen und ein Ausblick gewährt.

2. Medizinische Rehabilitation

Die Rehabilitationspsychologie beschäftigt sich mit Menschen, die an chronischen Erkrankungen oder Behinderungen leiden oder zur Risikogruppe zählen, solche Einschränkungen in naher Zukunft zu erleiden. Ein weiterer Bestandteil ist die Miteinbindung des nahen Umfeldes. Essenziell für die medizinische Rehabilitation sind daher auch Intervention und Prävention, zur Verhinderung solcher drohenden Einschränkungen.[1] Die Rehabilitationspsychologie eruiert, warum ein Verhalten gesetzt wird und welche Konsequenzen aufgrund dessen möglich sind. In der Rehabilitation wird nie die Krankheit selbst behandelt, sondern nur die Folgen, die daraus resultieren.[2] Kurz zusammengefasst, beschäftigt sich die medizinische Rehabilitation mit der Erhaltung bzw. der Verbesserung des Gesundheitszustandes. Sie erfolgt erst nach dem Abschluss der akutmedizinischen Versorgung.[3] Ein Ziel der medizinischen Rehabilitation ist wie bereits erwähnt, die Prävention vor chronischen Erkrankungen.

2.1. Chronische Erkrankungen (Bedeutung und Ursachen)

Eine chronische Erkrankung ist eine Erkrankung, bei der die Aussichten auf Heilung sehr gering oder nicht gegeben sind.[4] Risikofaktoren, die zu einer chronischen Erkrankung führen können, sind etwa wenig Bewegung, Tabakkonsum oder Übergewicht.[5] In vielen Berufen, wie etwa im Bereich IT oder Büro ist es nicht möglich, sich während der Arbeitszeit ausreichend zu bewegen. Essenziell ist es daher, dass die Menschen in der Freizeit die fehlende Bewegung kompensieren. Studien zeigen, dass ein Viertel der Kinder und ein Drittel der Erwachsenen in Deutschland zu wenig Bewegung macht.[6] Die Weltgesundheitsorganisation (kurz WHO) gab eine Empfehlung ab, wonach ein erwachsener Mensch (18-64) zwischen 150 und 300 Minuten in der Woche sportlich aktiv sein sollte.[7] Diese Vorgaben erfüllen etwa ein Fünftel der Erwachsenen und etwa ein Viertel der Kinder und Jugendlichen in Deutschland.[8]

Auch Übergewicht stellt ein Problem dar. 2019 waren in Deutschland 60% der Erwachsenen übergewichtig, davon 52,9% Frauen und 67,1% der Männer, so die „OECD – Health at glance 2021"

---

[1] Vgl. Bengel 1997.
[2] Vgl. Bengel und Mittag 2016, S. 5–10.
[3] Vgl. Bundesministerium für Soziales, Gesundheit, Pflege und Konsumentenschutz 2022c.
[4] Vgl. Bundesministerium für Soziales, Gesundheit, Pflege und Konsumentenschutz 2022b.
[5] Vgl. Gesundheitsberichterstattung des Bundes 2015.
[6] Vgl. Gesundheitsberichterstattung des Bundes 2015.
[7] Vgl. Organization 2019.
[8] Vgl. Gesundheitsberichterstattung des Bundes 2015.

Erhebung.[9] Als übergewichtig zählt ein Mensch, wenn sein Body-Mass-Index (=BMI) über 25 ist. Bei einem Wert über 30 zählt ein Mensch als fettleibig.[10] Der Body-Mass-Index besteht aus einer Zahl, die das Körpergewicht einordnet. Berechnet wird es durch das Körpergewicht geteilt durch die Größe eines Menschen zum Quadrat. Der BMI Wert muss mit anderen Werten kombiniert werden (z.B. Körper), da nicht alle Personen mit einem erhöhten BMI auch tatsächlich ein Risikofaktor darstellen (z.B. Menschen mit hoher Muskelmasse). Der Normalbereich umfasst einen Wert zwischen 18,5 und 24,9 kg/m².[11]

Auch das Rauchen zählt als Risikofaktor. Pro Tag wurden im Jahr 2021 (in Deutschland) im Durchschnitt 2,5 Zigaretten pro Menschen geraucht und 71,8 Milliarden Zigaretten in Deutschland verkauft.[12] Das Rauchen kann zu einer Abhängigkeit und chronischen Erkrankungen führen. Grund für die Gefährlichkeit sind die enthaltenen Giftstoffe, die etwa COPD (=chronisch obstruktive Lungenerkrankung), Neurodermitis, Thrombosen, Krebs und viele weitere Krankheiten auslösen können. Insgesamt enthält der Tabak über 4500 giftige Stoffe, von denen sehr viele schwere und bleibende Krankheiten auslösen können.[13]

Ein weiteres Problemfeld ist der Alkohol. Im Jahr 2021 haben laut einer Umfrage (Befragte ab 18 Jahren, insgesamt 1.546 Befragte) 6% der Deutschen (die Alkohol trinken) täglich Alkohol konsumiert und 19% mehrfach in der Woche.[14] Je mehr Alkohol getrunken wird, umso höher ist das Risiko davon abhängig zu werden. Ein dauerhaft hoher Alkoholkonsum kann zu Schädigungen des Nervensystems, des Gehirns, der Leber, der Bauchspeicheldrüse, der Speiseröhre, des Magens, des Darms und des Herz-Kreislauf-Systems führen. Chronische Erkrankungen umfassen etwa die „Pankreatitis" (Entzündung der Bauchspeicheldrüse), die „Leberzirrhose" (starke Leberschädigung) oder Herzmuskelschwäche.[15] Im ICD-10 F10.2 Katalog steht für das Abhängigkeitssyndrom, Zitat: „Charakteristisch sind ein starker Wunsch oder eine Art Zwang, Alkohol zu konsumieren („Craving"), eine verminderte Kontrollfähigkeit bezüglich des Beginns, der Beendigung und der Menge des Alkoholkonsums, ein körperliches Entzugssyndrom, der Nachweis einer Toleranz, eine fortschreitende Vernachlässigung von Interessen zugunsten des Alkoholkonsums sowie ein anhaltender Konsum, obwohl schädliche Folgen bereits nachweisbar

[9] Vgl. Rainer Radtke 2019.
[10] Vgl. Gesundheitsberichterstattung des Bundes 2015.
[11] Vgl. Bundesministerium Soziales, Gesundheit, Pflege und Konsumentenschutz 2022.
[12] Vgl. Statistisches Bundesamt.
[13] Vgl. Bundesministerium für Soziales, Gesundheit, Pflege und Konsumentenschutz 2020.
[14] Vgl. Statista Research Department 2021.
[15] Vgl. Bundesministerium für Soziales, Gesundheit, Pflege und Konsumentenschutz.

sind."[16] Die Abkürzung „ICD" bedeutet „International Statistical Classification of Diseases and Related Health Problems" und ist ein Klassifikationskatalog der WHO für medizinische Diagnosen.[17]

2.2. Patientenschulung

Um solche drohenden chronischen Erkrankungen verhindern zu können, benötigt es eine Veränderung des Lebensstils. Wie bereits erwähnt, beschäftigt sich die medizinische Rehabilitation mit diesem Thema und mithilfe von Patientenschulungen können Lebensstiländerungen der Rehabilitanden, also der Personen, die eine Rehabilitation in Anspruch nehmen, herbeigeführt werden. Im deutschen Sprachgebrauch werden die Wörter Patientenschulung und Psychoedukation synonym verwendet, obwohl im engeren Sinn Psychoedukation auch als Schulungsprogramm für psychisch kranke Personen stehen kann. Die Psychoedukation im engeren Sinn wird bei dieser Hausarbeit nicht berücksichtigt.[18] Die Patientenschulung umfasst Programme für Gruppen, bei der es mehrere Schulungseinheiten gibt. Es werden dabei mehrere Methoden angewendet und verschiedene Interventionsebene miteinbezogen.[19] Ziel ist, den Rehabilitanden so vorzubereiten, dass er selbständig an sich selbst und seinen Themen arbeiten kann. Dafür benötigt es etwa „die genaue Wissensübermittlung der Krankheit und der dazugehörigen Therapie", „die Übermittlung von Fertigkeiten, wie der eigene Gesundheitszustand kontrolliert werden kann", „die Motivation zu einem gesunden Leben", „das Beibringen von Stressmethoden", „das Üben von sozialen Kompetenzen" und „die psychologische Betreuung". Essenziell bei den Schulungen ist es, auf die Bedürfnisse der Rehabilitanden einzugehen. Gefördert werden soll eigenverantwortliches Verhalten, dass die Kenntnis über die Umwandlung des Gelernten in die Praxis voraussetzt. Empfohlen wird, umfassend auf die Patienten einzugehen, was eine individuelle Auseinandersetzung mit den Patienten voraussetzt. Wurden die Themenschwerpunkte (Krankheiten, Einstellungen und Fähigkeiten) der einzelnen Personen erfasst, müssen diese in die Zielsetzungen (z.B. die Änderung der Gewohnheiten, Umgang mit Krankheit) integriert werden. Entscheidend ist, das Wissen so einfach wie möglich zu übermitteln, aber trotzdem die Wissenschaftlichkeit zu wahren. Übermittelt wird das Wissen hauptsächlich durch Vorträge. Im Anschluss dienen Diskussionen in Gruppen, Einzel- oder

---

[16] Vgl. Gerlach et al. 2009.
[17] Vgl. Bundesministerium für Soziales, Gesundheit, Pflege und Konsumentenschutz 2022a.
[18] Vgl. Bengel und Mittag 2016, S. 126.
[19] Vgl. Ströbl, V., Friedl-Huber, A., Küffner, R., Reusch, A., Vogel, H., & Faller, H. 2007.

Partnerarbeiten zur Förderung der Eigeninitiative. Ziel ist, dass die Teilnehmer sich eigene Gedanken zu dem Gehörten machen, damit sie selbst eine Veränderung vorantreiben möchten. Diese Veränderungen werden durch das Zusammenspiel von Emotionen, Motive und Kognitionen (=Erkennen) eingeleitet.[20]

Für die Aneignung von Fertigkeiten und Handlungskompetenzen ist es am besten, diese praktisch beigebracht zu bekommen. Es wird empfohlen, einen Handlungsplan zu erstellen, damit es leichter fällt die Gewohnheiten längerfristig zu ändern.[21] Der Vortragende trägt bei der Patientenschulung eine unterstützende Rolle, er übermittelt nur das Wissen und die Fertigkeit. Die Hauptfunktion liegt beim Patienten, der Manager über seinen eigenen Körper wird. Der Experte kann die Vor- und Nachteile darlegen, die verschiedenen Möglichkeiten der Behandlung oder Änderungen des Lebensstils beinhalten. Für was sich der Patient entscheidet, obliegt allerdings allein ihm. Der Experte benötigt eine Reihe von Anforderungen wie etwa soziale, personale und didaktische (Didaktik =Wissenschaft vom Lehren und Lernen) Fähigkeiten als auch Kenntnisse in beruflichen Fachbereichen.[22] Auch ist er für die Steuerung der Diskussionen, Gruppenarbeiten und Übungen zuständig. Dies bedarf eine umfassende Kenntnis mit dem Schulungsmaterial. Spezielle Train-the-Trainer-Seminare, das sind Kurse bei denen die Vortragende umfassende Kenntnisse in Bereichen wie Methoden, Kommunikation und Gesprächsführung erlangen, werden für die Lehrenden empfohlen.[23]

Das übermittelte, theoretische Wissen soll von wissenschaftlich fundierten Quellen abgeleitet werden. Abzuleiten etwa aus Modellen der Verhaltensänderung, wonach z.b. positives Denken, Belohnungen oder subjektive Normen ein Umdenken auslösen können. Nach Michie et al. kann sich das Verhalten bezüglich der Ernährung oder der körperlichen Aktivität ändern, wenn über die Konsequenzen eines Verhaltens informiert wird (z.B. Zusammenhang zwischen Rauchen und chronischen Erkrankungen). Auch die Zielsetzung spielt eine Rolle, nämlich was nehmen sich die Teilnehmer vor (z.B. weniger Rauchen) bzw. welches Ziel wollen sie damit erreichen (z.B. ein geringeres Risiko einer chronischen Erkrankung). Eine konkrete Handlungsplanung soll für Klarheit sorgen und etwa die Fragen: „Was?", „Wann?" und „Wo"? beantworten. Essenziell ist, auch etwaige Hindernisse herauszufiltern, die ein Verhalten verhindern/ermöglichen und einen

---

[20] Vgl. Bengel 1997, S. 127.
[21] Vgl. Fuchs, R., Göhner, W., & Seelig, H. 2011.
[22] Vgl. Quaschning, K., Wohlfarth, R., & Spörhase, U. 2012.
[23] Vgl. Ströbl, V., Küffner, R., Müller, J., Reusch, A., Vogel, H., & Faller, H. 2009.

Lösungsweg vorzuschlagen (Ein Beispiel: Ich trinke so viel, weil ich Angst habe, dass ich mich sonst langweile. Lösung: Ich suche mir Hobbies und Tätigkeiten, die auch ohne Alkohol Spaß machen). Der Experte sollte darauf hinweisen, dass die Ergebnisse mit den Zielen verglichen werden müssen, die Belohnung verhältnismäßig zum Aufwand sein sollte, es eine Selbstbeobachtung benötigt und es Möglichkeiten zu Vergleichen gibt (z.B. mit anderen Patienten).[24]

Eine Patientenschulung dient der Schulung von Erwachsenen, Kindern und Eltern. Die Gruppengrößen und -zusammensetzungen können sich individuell unterscheiden. Als Schulungspersonal können Ärzte oder anderes medizinisches Personal wie Krankenschwestern, Therapeuten, Psychologen oder Pädagogen eingesetzt werden. Ergänzt werden kann das Angebot (Vorträge, Gruppengespräche, Fertigkeitstraining) durch Entspannungsübungen, Verhaltenstrainings oder Sporteinheiten.[25] In der Regel besteht eine Gruppe bei der Patientenschulung aus 6-10 Teilnehmern. Ein essenzielles Anforderungsmerkmal für einen Schulungsleiter umfasst etwa Erfahrungen mit Gruppen, wie z.b. mit Therapiegruppen. Umso breiter die Themenschwerpunkte gelegt werden, desto sinnvoller ist eine Erweiterung des Personals. Was in der Praxis bedeuten würde, dass z.b. nicht ein Psychologe alle Module übernimmt, sondern die verschiedenen Module auf verschiedene Berufsgruppen (z.b. Arzt, Ernährungsberater) aufgeteilt werden, um eine höhere Effizienz zu erzielen. Als Beispiel für eine Patientenschulung in Deutschland kann etwa das Programm „Aktiv Gesundheit fördern", das vom Deutschen Rentenversicherungsträger gegründet wurde, genannt werden. Eine effektive Patientenschulung fokussiert einen eingegrenztes Aufgabengebiet.[26]

2.3. Barrieren und Widerstände für Psychologen

Patienten sind unterschiedlich leicht oder schwer für eine Patientenschulung zu begeistern. Schwerer kann es sich etwa mit Kindern und Jugendlichen darstellen. Diese Gruppe benötigt sehr engagierte Eltern, da sie selbst oft nur schwer motivierbar sind bzw. keine Krankheitseinsicht haben. Wichtig ist, dass das Zusammenspiel zwischen Eltern und Kindern auf der einen Seite und Experten (z.b. Psychologen) auf der anderen Seite, sehr respektvoll und empathisch verlaufen muss. Die Angehörigen sind in diesem Fall verantwortlich, dass sie dem Minderjährigen zur Seite stehen. Für den Psychologen als auch für die Eltern ist essenziell, dass jede dem Kind übermittelte

---

[24] Vgl. Michie, S., Ashford, S., Sniehotta, F.F., Dombrowski, S. U., Bishop, A., & French, D. P.
[25] Vgl. Petermann F 1997.
[26] Vgl. Vries und Petermann 2010.

Information kindgerecht, also einfühlsam und einfach überbracht werden muss. Aber nicht nur Kinder und Jugendliche können herausfordernd sein, sondern auch Erwachsene. Gerade in einer globalisierten und vernetzten Welt, kommt es sehr oft zu Informationsdefiziten oder Falschinformationen. Diese können sowohl über das Internet als auch offline übermittelt werden. Patienten haben daher oft eine unterschiedliche Auffassung bezüglich Krankheiten und Behandlungen. Es kann beispielsweise ein Patient Wert auf die Meinung eines Facharztes legen, ein anderer Patient vertraut lieber auf Symptome, die er über eine Suchmaschine eingegeben hat und wieder ein anderer Patient vertraut lieber auf eine Person die ihm Karten (z.b. von einem Wahrsager) zu seinem Gesundheitszustand legt. Ist ein Patient sehr von der Wissenschaft abgeneigt oder leicht von außen durch „alternative" Fakten beeinflussbar, kann sich das negativ auf das Therapieziel auswirken. Glaubt der Rehabilitand nicht an die Wirksamkeit der Behandlung oder findet er diese nicht zielführend, hat die Therapie wenig Erfolgsaussichten. Gerade am Anfang ist es daher wichtig, den Patienten die Therapie sehr genau zu erklären und etwaige Fragen empathisch und respektvoll zu beantworten. Zu erklären ist, was gemacht wird und vor allem warum etwas gemacht wird. Der Patient ist bei jeder Entscheidung miteinzubeziehen und auch ehrlich über Vor- und Nachteile aufzuklären, um ein starkes Vertrauensverhältnis zu schaffen.[27] Essenziell ist auch, das Thema Rückfälle zu thematisieren und die Patienten darauf vorzubereiten, das ein Rückfall nicht bedeutet, dass die Behandlung unwirksam ist. So kann die frühzeitige Entstehung von Barrieren verhindert werden.[28]

Generell ist es wichtig, dass der Patient an der Therapie mitarbeitet. Unterlässt der Rehabilitand die Mitarbeit wird dies allgemein unter dem Begriff „Non-Compliance" eingeordnet. Darunter fallen etwa fehlende Einsicht für die Therapie oder Krankheit, Verweigerung der Therapie oder keine ausreichende Disziplin. In der Regel existieren aber meistens dennoch Ziele, die für den Rehabilitanden von Bedeutung sein können. Auf diese gilt es sich zu fokussieren.[29]

---

[27] Vgl. Schneider und Margraf 2009, S. 192–195.
[28] Vgl. Schneider und Margraf 2009, S. 195–196.
[29] Vgl. Schneider und Margraf 2009, S. 196–197.

2.4. Zusammenfassung

Die Rehabilitationspsychologie beschäftigt sich mit der Erhaltung bzw. Verbesserung des Gesundheitszustandes. Im Fokus dabei stehen Menschen, die an chronischen Erkrankungen leiden oder ein erhöhtes Risiko darstellen, in Zukunft an einer solchen zu erkranken. Die medizinische Rehabilitation wird erst nach Abschluss der Akutmedizin eingesetzt oder als Präventionsmaßnahme. Chronische Erkrankungen gelten nur selten als heilbar. Ein erhöhtes Risiko eine in der Regel unheilbare Krankheit zu bekommen haben Menschen, die rauchen, Alkohol konsumieren, sich wenig bewegen oder ein überhöhtes Gewicht haben. Nur etwa ein Viertel der Kinder und Jugendliche in Deutschland und etwa ein Fünftel in Deutschland bewegen sich ausreichend. Nach einer repräsentativen Studie sind mehr als die Hälfte der Erwachsenen in Deutschland übergewichtig. Es muss allerdings gesagt werden, dass in dieser Studie der Body-Mass-Index herangezogen wird, der nicht immer bedeutet, dass es sich dabei um ein ungesundes Übergewicht handelt (z.B. Bodybuilder haben einen erhöhten Muskelanteil). Auch die Giftstoffe der Zigarette (2,5 Zigaretten werden pro Person im Jahr 2021 in Deutschland täglich geraucht) und die schädigenden Wirkungen des Alkohols, die etwa zu Leberzirrhose oder Pankreatitis führen können, zählen zu den Problembereichen. Die Patientenschulung ist ein Instrument, um dem entgegenzuwirken und eine Änderung des Lebensstils zu ermöglichen. Die Schulungen werden in mehrere Einheiten unterteilt, wobei mehrere Dinge thematisiert werden. Das sind etwa Kenntnisse über die eigene Erkrankung, die Übermittlung von Fertigkeiten oder die Motivation zu einem gesunden Leben. Wichtig ist, dass der Psychologe nur Vorschläge macht, die Entscheidung aber beim Patienten liegt, welcher dieser Vorschläge er umsetzten möchte. Auch sollen Fertigkeiten nicht nur in der Theorie übermittelt werden, sondern auch praktisch geübt werden. Ein wichtiger Bestandteil der Schulung ist, dass der Patient sich eigene Gedanken zu dem Gehörten macht und selbständig handelt. Dies wird etwa in Gruppenarbeiten, Partnerarbeiten als auch in Einzelsitzungen trainiert. Essenziell ist aber, dass alles auf Grundlage einer wissenschaftlichen Gültigkeit basiert, darum ist eine spezielle Ausbildung (z.B. in einem Train-the-Trainer Seminar) des Vortragenden empfehlenswert. Für den Klienten fällt es leichter Dinge umzusetzen, wenn er sich einen konkreten Handlungsplan macht, der die Fragen: „Was?", „"Wann?" und „Wo?" beantwortet und einen konkreten Lösungsweg beinhaltet, falls ein gewünschtes Verhalten nicht ausgeführt werden kann. An der Schulung können Erwachsene, Eltern und Kinder teilnehmen. Das Personal kann etwa aus Experten wie Ärzten oder Psychologen bestehen, wobei die Zusammensetzung individuell nach Modul abgestimmt werden sollte.

Natürlich kann es während der Patientenschulung auch zu Widerständen oder Barrieren kommen. Gerade bei Kindern oder Jugendlichen, ist es wichtig, dass die Erziehungsberechtigten und alle involvierten Experten besonders empathisch und einfühlsam agieren, noch dazu müssen die Themen kindgerecht übermittelt werden. Ein weiteres Problem sind Falschinformationen, die aus dem sozialen Umfeld oder dem Internet die Meinungen der Patienten beeinflussen können. Sollten diese äußere Informationen zu stark auf die Rehabilitanden einwirken, kann dies eine Bedrohung für die Ziele der Patientenschulung darstellen. Diesem Problem gilt es früh entgegenzuwirken, transparent den ganzen Arbeitsprozess zu erklären und alle Fragen zu ehrlich zu beantworten. Sollte es vorkommen, dass Patienten keine Disziplin haben oder vieles bis alles verweigern, können trotzdem noch, wenn auch kleinere Ziele, verfolgt werden. Im nächsten Kapitel wird eruiert, ob Patientenschulungen überhaupt geeignet sind, eine Lebensstiländerung herbeizuführen. Dies wird anhand von Studien geprüft.

3. Studien zur Patientenschulung und die Auswirkung auf den Lebensstil

Vom „Zentrum Patientenschulung" (=gemeinnütziger Verein) existiert ein Wirkmodell, dass davon ausgeht das die Merkmale Wissen, Motivation, Einstellung und Fertigkeiten durch die Patientenschulung beeinflusst werden können. Auf das Gesundheitsverhalten und Mitwirken der Patienten, haben auch äußere Faktoren, die nicht Teil der Schulung sind, einen großen Einfluss. Eine wirkliche Auswirkung auf die Lebensqualität sind nach dem Wirkmodell erst langfristig möglich, wenn alle vorgegebenen Ziele erreicht wurden und es zu keinem Konflikt zwischen äußerer Einflüssen kommt.[30] Die Wirksamkeit sollte nicht nur anhand eines Merkmals, wie zum Beispiel die Verbesserung der Lebensqualität geprüft werden, sondern auch auf andere Kriterien wie etwa Selbstmanagementkompetenzen.[31] Um die Wirksamkeit überprüfen zu können, müssen die einzelnen Komponente des Wirkmodells erfasst werden.[32]

Die Wirksamkeit der Patientenschulungen wurde anhand mehrerer systematischen Reviews und Metaanalysen nachgewiesen. Darunter fallen einige chronische Erkrankungen. Bei Diabetes mellitus (=Zuckerkrankheit) wurde eine verbesserte Kontrolle des Stoffwechsels, ein Rückgang von benötigten Medikamenten sowie eine Minderung kardiovaskulärer Risikofaktoren festgestellt. Bei der koronaren Herzkrankheit (Verengung der Adern des Herzmuskels) kam es zu einer Verringerung der Symptome sowie der Sterblichkeit. Bei Asthma bronchiale (chronische Lungenerkrankung) wurde ein Rückgang der Anfälle in der Nacht verzeichnet, ein Rückgang der Krankenstände sowie eine Verbesserung der Lebensqualität. Bei der obstruktiven Lungenerkrankung (Verengung der Bronchien in der Lunge) wurde das Risiko einer Atemnot gemindert, die Lebensqualität erhöht sowie die Hospitalisierungsrate gesenkt. Bei der chronischen Polyarthritis (Entzündung der Gelenke) kam es zu einer Schmerzlinderung, Verbesserung des Funktionszustands sowie einer häufigeren Wiederkehr in das Arbeitsleben. Bei Tumorerkrankungen kam es zu einer Verbesserung der Lebensqualität und zu einer höheren emotionalen Stabilisation.[33]

Anhand von Metaanalysen wurden bestimmte Eigenschaften eruiert, die den Effekt einer Schulung verstärkten. Es konnte festgestellt werden, dass die Programme in den Schulungen umso

---

[30] Vgl. Faller, H., Reusch, A., & Meng, K. 2011.
[31] Vgl. Bengel und Mittag 2016, S. 129.
[32] Vgl. Osborne et al. 2007.
[33] Vgl. Faller, H., Reusch, A., & Meng, K. 2011a.

effektiver waren, je stärker sie verhaltensmedizinische und verhaltensändernde Bestandteile (in Kombination mit Wissen) integriert hatten.[34] Auch stieg die Effektivität, je mehr auf die Individualität und Ressourcen der Teilnehmer geachtet wurde.[35] Dieser persönliche Faktor führt dazu, dass die Klienten sich zutrauen, ein optimales Gesundheitsverhalten auch im Alltag auszuführen. Studien zeigten auch, dass Rollenspiele einen positiven Einfluss auf die Selbstwirksamkeitserwartung haben können.[36] Untersuchungen ergaben weiters, dass der Fokus auf Selbstregulationsstrategien wie Motivation und Volition (Fähigkeiten, die durch Willenskraft erlangt werden können) in Schulungen sich positiv auf die Lebensstiländerung auswirkt. Kontrollkurse ohne die Förderung dieser Attribute waren weniger effektiv.[37] Es liegen einige Ergebnisse vor, wonach eine strukturierte Patientenschulung (z.B. strukturierte Power Point Präsentationen, strikter Rahmen) im Gegensatz zu Patientenschulungen mit weniger Struktur (z.B. offene Gesprächsgruppen) effizienter und kostensparender sind. Dies wurde etwa bei Fällen mit Diabetes mellitus[38], Menschen mit eingeschränkten Bewegungshandlungen[39], in der Onkologie[40], bei Lungenerkrankungen[41] oder Herz-Kreislauf-Erkrankungen[42] herausgefunden. Langfristig gesehen, ist die Stärke der Effekte bei Verhaltensänderungen bei den Studien im unteren bis mittleren Bereich, wobei die Studien schwer miteinander vergleichbar sind (aufgrund unterschiedlicher Inhalte und Methoden).[43] Eine Studie mit Brustkrebspatientinnen zeigte, dass sich eine strukturierte Patientenschulung auf längere Zeit positiv auswirkt, die Kontrollgruppe mit einer reinen Gesprächsgruppe mit Gefühlsaustausch hingegen sogar negative Effekte entfalten kann.[44] In einer Studie mit Asthmapatienten zeigte sich, dass die meisten Klienten mit der Patientenschulung sehr zufrieden waren. Zur Bewertung konnten die Klienten eine Zahl zwischen 0 (sehr schlecht) und 10 (sehr gut) wählen. Der Durchschnittswert war mit 8 sehr gut, was bedeutet, dass die Zufriedenheit sehr hoch war.[45]

Auch in der Rheumatologie wurde die Wirksamkeit der Patientenschulung anhand von Studien bereits nachgewiesen. Festgestellt wurde ein Wissenszuwachs der Patienten in Bezug auf ihre Krankheiten und die Möglichkeiten von Behandlungen, ein besseres Selbstmanagement, eine

[34] Vgl. Sudre, P., Jacquemet, S., Uldry, C., & Perneger, T. V. 1999.
[35] Vgl. Fredericks, S., Ibrahim, S., & Puri, R. 2009.
[36] Vgl. Bengel und Mittag 2016, S. 130.
[37] Vgl. Janssen, V., De Gucht, V., Dusseldorp, E., & Maes, S. 2013.
[38] Vgl. Ellis SE, Speroff T, Dittus RS et al. 2004.
[39] Vgl. Guzman J, Esmail R, Karjalainen K et al. 2001.
[40] Vgl. Devine EC 1995.
[41] Vgl. Devine EC 1996.
[42] Vgl. Dusseldorp E, van Elderen T, Maes S et al. 1999.
[43] Vgl. Faller H 2004b.
[44] Vgl. Helgeson VS, Cohen S, Schulz R et al. 1999.
[45] Vgl. de Vries U, Mühlig S, Waldmann HC et al. 2008.

erhöhte Selbstreflektivität, eine Verbesserung der Entspannung, die Verringerung von Schmerzen, eine gesenktes Depressionsrisiko, ein Rückgang der Arztbesuche, eine Verminderung der Angst sowie einer Abnahme der Hilflosigkeit.[46]

Eine vom Thiem Verlag veröffentlichte Studie von M. Nagl, A. Ullrich und E. Farin (Mitarbeiter des Universitätsklinikums Freiburg) trägt den Titel „Verständlichkeit von Patientenschulungen in der orthopädischen Rehabilitation: Qualitative Erhebung bei Rehabilitanden und Schulungsleitern". Bei dieser Studie wurden also die Patienten und Schulungsleiter befragt, wobei qualitative Fokusgruppen zur Erhebung der Daten gebildet wurden. Der Grund lag darin, dass sich Teilnehmer so offener und uneingeschränkter mitteilen konnten. Der Schwerpunkt dieser Studie lag auf der Interaktion in der Gruppe. Die Erhebung fand in 9 verschiedenen Rehabilitationseinrichtungen statt, wobei es 10 Fokusgruppen mit Klienten und 7 Gruppen mit Schulungskräften gab. Die Teilnehmer bei den Patienten litten unter chronischen Rückenschmerzen oder Arthrose und waren älter als 18 Jahre. In Bezug auf die Schulungskräfte wurden nur Personen für die Studie herangezogen, die das Schulungsprogramm in einer Einrichtung lehrt oder für den Inhalt eines Schulungsprogramms verantwortlich ist. Bei dieser Erhebung nahmen 50 Patienten zwischen 22 und 71 Jahren teil. Bei den Lehrkräften nahmen 35 teil, die zwischen 26 und 61 Jahre alt waren. 70% der Patienten haben vor dieser Reha bereits schon einmal eine andere Reha in Anspruch genommen. Die Dauer der Interviews in den Fokusgruppen umfasste bei den Patienten zwischen 60 und 90 Minuten. Bei den Schulungskräften zwischen 45 und 60 Minuten. Es gab einen gleichen Interviewleitfaden, der von Experten als Hilfestellung verwendet wurde.[47]

Die Auswertung erfolgte elektronisch mithilfe einer Software. Es gab insgesamt 6 übergeordnete Kategorien in beiden (Patienten und Schulungsleiter) Gruppen. Diese umfassten „Niveau der Verständlichkeit/des Verständnisses", „allgemeine Einflussfaktoren", „förderliche Einflussfaktoren", „hinderliche Einflussfaktoren", „Kontextfaktoren der Schulungsqualität", und „Vorschläge". Die Verständlichkeit der Schulung bzw. das Verständnis der Schulungsteilnehmer wurde in den Interviews als sehr positiv bewertet. 95% der Patienten (zur Verständlichkeit) und 75% der Schulungskräfte (zum Verständnis der Patienten) gaben eine positive Bewertung ab. 90% der Patienten gaben an, dass sie den Grad an Wissenszunahme als sehr positiv erachten. Positiv auf die Verständlichkeit können sich demnach die Eigenverantwortung, die Motivation, Interesse

---

[46] Vgl. Langer 1997.
[47] Vgl. Nagl et al. 2013.

für neues als auch Praxisübungen auswirken. Als Hindernis werden fehlende Eigenverantwortung, Motivation oder Individualität wahrgenommen. Um die Verständlichkeit zu erhöhen, empfehlen die teilnehmenden Schulungskräfte eine „Verbesserung der Ausbildung" oder die „Verstärkung des Austauschs zwischen den Schulungsleitern". Patienten und Schulungsleiter schlagen etwa auch noch einen „größeren Einbezug" der Patienten oder eine Verbesserung der Praxis vor.[48]

Es wurden Studien gemacht, die die Effektivität von Gruppen- und Einzelschulungen untersucht haben. Diese wurde 2002 in den USA gemacht und es nahmen 170 Diabetes-Typ-2-Patienten teil. Um die Effektivität von Gruppenschulungen zu prüfen, wurden mehrere kleine Gruppen gebildet, die im Zeitraum von einem halben Jahr insgesamt 6 Schulungseinheiten bekamen. In der Kontrollgruppe bekamen die Patienten nur eine Einzelbehandlung, bei der Inhalte der Schulung in einem persönlichen Gespräch übermittelt wurden. Es erfolgten zu mehreren Zeitpunkten Messungen des Blutzuckerwertes, nämlich zu Beginn der Untersuchung, nach 2 Wochen, nach 3 Monaten und am Ende, daher nach einem halben Jahr. In beiden Gruppen kam es Verbesserungen (Effektivität und Wissenstand), aber die Gruppenschulungen zeigten noch mehr Wirksamkeit.[49] Eine Studie (2004) von Trento et al. zu dem Thema Gruppenschulungen versus Einzelschulungen ging über einen längeren Zeitraum (5 Jahre). Insgesamt haben 112 Teilnehmer mit Diabetes teilgenommen, dabei wurden 6 kleine Gruppen gebildet und eine Kontrollgruppe. Die Gruppenmitglieder erhielten alle 3 Monate eine Schulungseinheit. Die Kontrollgruppe erhielt eine Einzelschulung. Auch in dieser Studie zeigte sich, dass die Gruppenschulungen einen signifikant besseren Blutzucker über die Jahre hinweg aufwiesen.[50]

Viele Menschen leiden an chronischen Kreuzschmerzen. Etwa 20 bis 30% der Menschen, die an Kreuzschmerzen leiden, bekommen diese chronisch und das, auch wenn sie korrekte Informationen, Medikamente und Behandlungen vom Arzt erhalten. Die Informationen umfassen den Umgang mit Schmerzen, Möglichkeiten zur Schmerzreduktion, Ursachen und Präventionsmöglichkeiten.[51] In der Studie von Traeger et al wurden 202 Patienten ausgewählt, die laut Fragebogen ein erhöhtes Risiko auf chronische Kreuzschmerzen haben. Es wurden 2 Gruppen gebildet. Die eine Gruppe bekam eine Schmerzedukation und die andere eine Edukation mit Placeboeffekt. In der

---

[48] Vgl. Nagl et al. 2013.
[49] Vgl. Rickheim PL, Weaver TW, Flader JL, et al.
[50] Vgl. Trento M, Passera P, Borgo E, et al. 2004.
[51] Vgl. Müller 2019.

Schmerzedukationsgruppe wurden die Personen auf das Thema Schmerzen sensibilisiert, daher die Ursachen und die Bedeutung von Schmerzen erklärt. Weiters wurde auf Missverständnisse, Ängste oder Befürchtungen eingegangen und die Teilnehmer der Patientenschulung darauf hingewiesen, dass Bewegung ein essenzieller Faktor für eine Verbesserung darstellt. In der Placebogruppe wurden die Patienten lediglich über ihre Rückenschmerzen befragt, es gab aber weder Ratschläge noch Informationen. Der Ausbruch der Schmerzen ist bei den Teilnehmern am Anfang der Studie nicht länger als 2 Wochen her. Ca. 50% nahmen zur Linderung Medikamente ein und weniger als ein Viertel konnte nicht arbeiten bzw. hatten ihre Arbeitsstunden reduziert. Der Grad des Schmerzes wurde anhand einer Schmerzskala (0-10 Punkte, daher 0 ist kein Schmerz und 10 ist sehr hoher Schmerz) erfragt. Vor der Schulung lag die Schmerzskala bei den Teilnehmern durchschnittlich bei 6 Punkten. Nach Abhaltung der Einheiten lag in beiden Gruppen der Wert in etwa bei 4 Punkten. Es wurde nach 3, 6 und 12 Monaten gemessen aber keine großen Unterschiede zwischen der Placebogruppe und der Schmerzedukationsgruppe festgestellt. Zu bemerken ist aber, dass die Rückfallquote in der Placebogruppe mit 47% höher war als bei der Interventionsgruppe (29%). Die Gruppe der Schmerzedukation suchten in den ersten 3 Monaten (nachher war der Unterschied nicht mehr wesentlich) weniger oft einen Arzt oder Psychotherapeuten aufgrund von Rückenschmerzen auf als die Placebogruppe. Das Fazit dieser Studie ist daher, dass nicht nachgewiesen kann, dass ein bedeutender Unterschied zwischen einer Patientenschulung und einer Placeboschulung im Bereich chronischer Rückenschmerzen existiert.[52]

---

[52] Vgl. Traeger et al. 2019.

4. Diskussion

4.1. Kritische Stellungnahme

Der Plan dieser Arbeit war, zunächst auf die Erklärungen der medizinischen Rehabilitation, von chronischen Erkrankungen und Patientenschulungen einzugehen, um danach anhand von Studien die Wirksamkeit der Patientenschulungen darzustellen. Ein Punkt, der nicht in der Theorie erwähnt wurde, weil er den Rahmen dieser Hausarbeit überstiegen hätte, wäre die Frage nach den Alternativen zu Patientenschulungen. Welche anderen Möglichkeiten existieren bzw. wie stellt sich deren Wirksamkeit dar? Der Autor dieser Hausarbeit hat dazu nicht näher recherchiert, allerdings ist ihm aufgefallen, dass in vielen wissenschaftlichen Werken keine Suche nach Alternativen zur Patientenedukation angestrebt wird, sondern eine Verbesserung dieser.

In Bezug auf die Risikofaktoren von chronischen Erkrankungen wurden nur ein paar ausgewählt. Auf andere riskante Angewohnheiten wie z.B. Drogen wurde nicht eingegangen, weil dies das Ausmaß der Hausarbeit überstiegen hätte. Es ist weiters anzunehmen, dass nicht alle bestehenden Risikofaktoren für chronische Erkrankungen überhaupt bekannt sind. Essenziell ist dennoch, auf bereits bekannte Merkmale hinzuweisen, um das Risiko von Folgeschäden zu minimieren. Viele Menschen leiden an einem zu hohen Body-Mass-Index. Mehr als die Hälfte der Erwachsenen Personen in Deutschland sind es, wobei keine Studie gefunden werden konnte, die genau auflistet, bei wie vielen (in Prozent) von diesen Menschen, der erhöhte Body-Mass-Index eine Gefahr für ihre Gesundheit darstellt. Auf die Gefahren von Rauchen und Alkohol wurde kurz eingegangen. Zu diesen Themen lassen sich im Internet sehr viele empirische Belege finden, die die Gefährlichkeit für die Gesundheit darlegen. Der Autor kann auch nicht garantieren, wie genau exakt die Studien etwa zum Thema Alkohol sind. Es muss miteinkalkuliert werden, dass viele Personen eine verzehrte Selbstwahrnehmung haben könnten und der Konsum weitaus höher oder niedriger sein könnte als angegeben. Dabei handelt es sich aber lediglich um eine Vermutung des Autors und um keinen Beleg.

Ergänzend zum Theorieteil der Patientenschulung ist anzumerken, dass ohne Willen und Motivation des Patienten, auch ein sehr guter Schulungsleiter nur bedingt helfen kann. Erst wenn der Patient diese Attribute mitbringt oder erlangt, kann der Schulungsleiter (optimale Eigenschaften wurden bereits im Theorieteil erfasst) dem Rehabilitanden weiterhelfen.

Bei den Inhalten der Patientenschulung und dem Beispiel des Modelles der Verhaltensänderung, wären Recherchen zu Langzeitstudien in Bezug auf die Verhaltensänderung interessant. Wie viel Prozent der Personen schaffen es tatsächlich, mit dem vorgestellten Modell (Michie et al.) ihr Verhalten langfristig zu ändern. Ziele zu setzen, ist ein heikles Thema, weil Personen an zu hohen Zielen schnell überfordert werden können. Auch die erwähnten Vergleiche mit anderen Personen können zu negativen Effekten führen, nämlich dass die Patienten dadurch überfordert werden. Hier muss der handelnde Experte individuell auf die Eigenschaften der Patienten eingehen.

Es muss erwähnt werden, dass viele ausgewählte Studien dieser Hausarbeit aus englischsprachigen Ländern wie etwa den USA kommen. Diese Länder haben andere Gesundheits- und Sozialversicherungssysteme, daher ist ein Vergleich etwa mit Systemen aus Deutschland und Österreich nur teilweise sinnvoll und möglich. Essenziell sind diese Studien aber dennoch, weil sie ein Indikator für die Wirksamkeit der Patientenschulungen darstellen.[53] Ein weiterer wichtiger Punkt ist, dass sich die Schulungen in der Methodik und dem Inhalt voneinander unterscheiden. Es gibt kein einheitliches Schulungsmodell und daher wird die Vergleichbarkeit der Studien erschwert.[54] In Bezug auf die Studie mit der Zufriedenheit bei Asthmapatienten zeigte sich, dass der Durchschnittswert der Zufriedenheit mit dem Kurs bei 8 Punkten lag, was sehr viel ist. Unklar bei dieser Studie ist allerdings, auf was sich die Zufriedenheit bezieht. Wichtige Detailinformationen, wie z.B. ob sie sich die Zufriedenheit etwa auf Merkmale wie „Wissensvermittlung", „Gruppenschulungen" oder „positive Selbstanwendung" bezieht, fehlen gänzlich. Sollten diese Informationen vorliegen, ist es auch essenziell zu erfragen, warum sie mit den genannten Merkmalen zufrieden waren, bzw. welche Verbesserungsmöglichkeiten sie vorschlagen. Die Befragung nach der Zufriedenheit mit dem Kurs sollte nicht nur während oder direkt nach dem Kurs erfragt werden, sondern auch an späteren Zeitpunkten (z.B. 3 oder 6 Monate nach dem Kurs). Der Grund liegt darin, dass die Teilnehmer zu einem späteren Zeitpunkt auch miteinbeziehen können, ob ihnen der Kurs etwas gebracht hat. Hier muss allerdings beachtet werden, dass bei längerem zurückliegen des Kurses ein Informationsverlust miteinkalkuliert werden muss. Zielführend ist daher, nicht zu überprüfen welche Informationen über den Kurs noch da sind, sondern zu erfragen, was der Kurs und die Informationen für die Erfüllung der eigenen Bedürfnisse gebracht hat.[55]

[53] Vgl. Gibson PG, Coughlan J, Wilson AJ et al. 2001.
[54] Vgl. Faller H 2004a.
[55] Vgl. Vries und Petermann 2010.

Die Studie zum Thema „Verständlichkeit von Patientenschulungen" hat der Autor bewusst gewählt, weil sie zeigen soll, welche Faktoren für eine verständliche Patientenschulung notwendig sind. Ohne die Verständlichkeit im Kurs, kann auch keine Veränderung des Lebensstils herbeigeführt werden. Die optimale Verständlichkeit der Inhalte im Kurs stellt ein Qualitätsstandart dar. Hier ist zu eruieren, welche Möglichkeiten für Menschen existieren bei denen etwa Sprachbarrieren herrschen oder bei denen aufgrund von Beeinträchtigungen eine Verständigung nur schwer möglich ist. Auch benötigt es Studien, ob Unterschiede zwischen einzelnen Gruppen (Altersgruppe, Bildungsgruppen) existieren. Eine derartige Studie empfiehlt sich für alle Anbieter von Patientenschulungen, um etwaige Verbesserungspotenziale zu erkennen.

Bei der Studie zur Effektivität von Gruppen- oder Einzelschulungen muss erwähnt werden, dass es in beiden Gruppen zu Verbesserungen kam. Der Fokus der Studie war spezifisch auf ausgewählte Teilnehmer konzentriert, die an Diabetes (Typ 2) leiden. Auch die Einrichtungen, die die Patientenschulungen anbieten, wurden selbst ausgewählt. Es muss erwähnt werden, dass die Einzelschulung und Gruppenschulung auf gleichem Niveau miteinander verglichen wurden, also mit korrekt geschultem Personal. Interessant wären in diesem Fall Vergleiche mit unausgebildeten Schulungsleitern die Gruppengespräche abhalten und von Experten geführte Einzelschulungen. Generell ist auch immer mit einer Schwankungsbreite der Kursqualität zu rechnen, daher sollten immer mehrere Studien gemacht und miteinander vergleichen werden.

In der letzten Studie von Traeger et al wurde dargestellt, dass kein signifikanter Unterschied zwischen den 2 Gruppen (Placebogruppe vs. Schmerzedukationsgruppe) existiert. Essenziell an dieser Sache ist, dass in beiden Gruppen die Schmerzen nach einem Jahr aber deutlich zurückgegangen sind. Hier benötigt es noch weitere Untersuchungen, ob der Schmerzrückgang auch ohne Placebogruppe oder Schmerzedukationsgruppe zustandegekommen wäre. Interessant für weitere Untersuchungen wäre auch noch zu eruieren, was die Gründe dafür sind, dass bei chronischen Kreuzschmerzen die Patientenschulung nicht denselben Effekt erzielen als bei anderen chronischen Erkrankungen.[56]

---

[56] Vgl. Traeger et al. 2019.

5. Fazit und Ausblick

5.1. Fazit

„Medizinische Rehabilitation", „chronische Erkrankungen" und „Patientenschulungen" sind 3 Begriffe, die eng miteinander in Verbindung stehen. Die medizinische Rehabilitation als Überbegriff, die sich mit der Erhaltung der Gesundheit auseinandersetzt. Die Patientenschulung, die als Instrument eingesetzt wird, um den Gesundheitszustand zu erhalten bzw. nicht zu verschlechtern und chronische Erkrankungen, daher Krankheiten, bei denen die Chance auf Heilung kaum gegeben ist und die es zu verhindern/verbessern gilt. Die Patientenschulung kann bei sehr vielen Themen angewendet werden, allerdings können Barrieren und Hindernisse wie etwa bei Kindern (Unterstützung der Erziehungsberechtigten in der Regel erforderlich) oder Menschen, die keine Lust auf die Therapie haben (Mögliche Lösung: Andere Zielsetzung) auftreten. Die Wirksamkeit ist bis auf Ausnahmen (z.B. bei Kreuzschmerzen) anhand von empirischen Studien belegt. Die Forschungsfragen wurden abgearbeitet und auch die in Kapitel 1.2. angesprochenen Ziele wurden lückenlos beantwortet.

5.2. Ausblick

Im vierten Kapitel, der Diskussion, wurden bereits einige Dinge angesprochen, die für eine weitere Hausarbeit bzw. für weitere wissenschaftliche Diskussionen/Forschungen interessant sein könnten. Welche Möglichkeiten gibt es zur Verbesserung der Patientenschulung bzw. welche Alternativen zur Patientenschulung könnte es noch geben. Ein Vorschlag des Autors wäre etwa die Verknüpfung dieser Themen mit neuartigen Technologien wie Künstlicher Intelligenz, spezielle Apps usw. Natürlich benötigt jede Veränderung eine Anlaufzeit, um dem wissenschaftlichen Standard entsprechen zu können. Weiters benötigt es auch genügend Studien im deutschsprachigen Raum, um einen noch aussagekräftigeren Richtwert über die Effizienz der Patientenschulungen zu bekommen. Dieser Richtwert kann anschließend als Vergleichswert (z.B. bei einer Gegenüberstellung mit einer neuartigen Veränderung) herangezogen werden.

Literaturverzeichnis

Bengel, J. (1997): Aufgaben der Rehabiltationspsychologie in Versorgung und Forschung. In: R. Weitkunat, J. Haisch, & M. Kessler (Hrsg.), Public Health und Gesundheitspsychologie (S. 358-365). Bern: Huber.

Bengel, Jürgen; Mittag, Oskar (2016): Psychologie in der medizinischen Rehabilitation. Berlin, Heidelberg: Springer Berlin Heidelberg.

Bundesministerium für Soziales, Gesundheit, Pflege und Konsumentenschutz: Gesundheitliche Folgen des Rauchens. Online verfügbar unter https://www.gesundheit.gv.at/krankheiten/sucht/nikotinsucht/rauchen.html.

Bundesministerium für Soziales, Gesundheit, Pflege und Konsumentenschutz (2020): Giftcocktail Tabakrauch. Hg. v. Öffentliches Gesundheitsportal Österreichs. Online verfügbar unter https://www.gesundheit.gv.at/leben/gesundheitsvorsorge/nichtrauchen/nikotin-schadstoffe.html, zuletzt geprüft am 29.06.2022.

Bundesministerium für Soziales, Gesundheit, Pflege und Konsumentenschutz (2022a): Alkoholabhängigkeit: Symptome und Ursachen. Anzeichen einer Organschädigung. Hg. v. Öffentliches Gesundheitsportal Österreichs. Online verfügbar unter https://www.gesundheit.gv.at/krankheiten/sucht/alkoholismus/folgen#welche-symptome-koennen-bei-alkoholabhaengigkeit-auftreten.

Bundesministerium für Soziales, Gesundheit, Pflege und Konsumentenschutz (2022b): Chronisch. Hg. v. Gesundheitsportal Österreich. Online verfügbar unter https://www.gesundheit.gv.at/lexikon/C/chronisch-hk.html.

Bundesministerium für Soziales, Gesundheit, Pflege und Konsumentenschutz (2022c): Medizinische Rehabilitation. Hg. v. Redaktion Gesundheitsportal. Online verfügbar unter https://www.gesundheit.gv.at/gesundheitsleistungen/kur-reha/medizinische-rehabilitation.html.

Bundesministerium Soziales, Gesundheit, Pflege und Konsumentenschutz (2022): Der Body-Mass-Index. Hg. v. Öffentliches Gesundheitsportal Österreichs. Wien. Online verfügbar unter https://www.gesundheit.gv.at/leben/ernaehrung/info/bmi.html.

de Vries U, Mühlig S, Waldmann HC et al. (2008): Patient satisfaction with different asthma-training variants. Patient EducCouns; 70: 266–275.

Devine EC (1996): Meta-analysis of the effects of psychoeducational care in adults with asthma. Res Nurs Health 19: 367–376.

Devine EC, Westlake SK. (1995): The effects of psychoeducational care provided to adults with cancer: meta-analysis of116 studies. Oncol Nurs Forum; 22: 1369–1381.

Dusseldorp E, van Elderen T, Maes S et al. (1999): A meta-analysis of psychoeducational programs for coronary heart dis-ease patients. Health Psychology, 18: 506–519.

Ellis SE, Speroff T, Dittus RS et al. (2004): Diabetes patient education: a meta-analysis and meta-regression. Patient EducCouns; 52: 97–105.

Faller H, Reusch A. (2004a): Das experimentelle Design bei der Evaluation von Patientenschulungen. Prax Klin Verhaltens-med Rehab, 65: 13–18.

Faller H, Reusch A. (2004b): Das experimentelle Design bei der Evaluation von Patientenschulungen. Prax Klin Verhaltens-med Rehab; 65: 13–18.

Faller, H., Reusch, A., & Meng, K. (2011a): DGRW-Update: Patientenschulung. Rehabilitiation, 50, 284-291.

Faller, H., Reusch, A., & Meng, K. (2011): DGRW-Update: Patientenschulung. Rehabilitation, 50, 284 - 291.

Fredericks, S., Ibrahim, S., & Puri, R. (2009): Coronary artery bypass graft surgery patient education: a systematic review. Progress in Cardiovascular Nursing, 24, 162–168.

Fuchs, R., Göhner, W., & Seelig, H. (2011): Long-term effects of a psychological group intervention on physical exercise and health: The MoVo concept., 8, 794-803.

Gerlach, Manfred; Warnke, Andreas; Mehler-Wex, Claudia; Walitza, Susanne; Wewetzer, Christoph (Hg.) (2009): Neuro-Psychopharmaka im Kindes- und Jugendalter. Vienna: Springer Vienna.

Gesundheitsberichterstattung des Bundes (2015): Kapitel 3.15.3 Risikofaktoren für chronische Erkrankungen [Gesundheit in Deutschland, 2015]. 3.15.3 RISIKOFAKTOREN FÜR CHRONISCHE ERKRANKUNGEN. Online verfügbar unter https://www.gbe-bund.de/gbe/abrechnung.prc_abr_test_logon?p_uid=gast&p_aid=0&p_knoten=FID&p_sprache=D&p_suchstring=25598, zuletzt geprüft am 28.06.2022.

Gibson PG, Coughlan J, Wilson AJ et al. (2001): Limited (information only) patient education programs for adults with asth-ma (Cochrane Review). Update Software. Oxford: The Cochrane Library, Issue 3.

Guzman J, Esmail R, Karjalainen K et al. (2001): Multidisciplinary rehabilitation for chronic low back pain: systematic re-view. BMJ. 322: 1511–1516.

Helgeson VS, Cohen S, Schulz R et al. (1999): Education and peer discussion group inter ventions and adjustment to breast cancer. Arch Gen Psychiat; 56: 340–347.

Janssen, V., De Gucht, V., Dusseldorp, E., & Maes, S. (2013): Lifestyle modification programmes for patients with coronary heart disease: a systematic review and metaanalysis of randomized controlled trials. European Journal of Preventive Cardiology, 20, 620–640.

Langer, H. (1997): Rheumatologische Patientenschulung und Ergebnisqualität*. In: *Akt Rheumatol* 22 (S 1), S47-S53. DOI: 10.1055/s-2008-1043673.

Michie, S., Ashford, S., Sniehotta, F.F., Dombrowski, S. U., Bishop, A., & French, D. P.: A refined taxonomy of behavior change techniques to help people change their physical activity and healthy eating behaviours: The CALO-RE taxonomy. In: *Psychology and Health* (26), S. 1479–1498.

Müller, Thomas (2019): Patientenschulung bringt wenig bei akutem Kreuzschmerz: Springer.

Nagl, M.; Ullrich, A.; Farin, E. (2013): Verständlichkeit von Patientenschulungen in der orthopädischen Rehabilitation: Qualitative Erhebung bei Rehabilitanden und Schulungsleitern. In: *Die Rehabilitation* 52 (1), S. 34–39. DOI: 10.1055/s-0032-1312664.

Organization, World Health (2019): Global Action Plan on Physical Activity 2018-2030. More Active People for a Healthier World. Geneva: World Health Organization. Online verfügbar unter https://ebookcentral.proquest.com/lib/kxp/detail.action?docID=5910089.

Osborne; H, R.; Elsworth; R, G.; Whitfield, K. (2007): The Health Education Impact Questionnaire (heiQ): An outcomes and evaluation measure for patient education and self-management interventions for people with chronic conditions. Patient Education and Counseling, 66, 192–201.

Petermann F, Hrsg. (1997): Patientenschulung und Patientenberatung. 2., vollst. überarb. und erweit. Aufl. Göttingen: Hogrefe.

Quaschning, K., Wohlfarth, R., & Spörhase, U. (2012): Anforderungen an Train-the-Trainer-Seminare und Trainer für Patientenschulungen für chronische Erkrankungen im Erwachsenenalter. In: *DRV-Schriften* (33), S. 465–474.

Rainer Radtke (2019): Anteil übergewichtiger Erwachsene in ausgewählten OECD-Ländern nach Geschlecht 2019. Online verfügbar unter https://de.statista.com/statistik/daten/studie/1078445/umfrage/anteil-uebergewichtiger-erwachsene-in-ausgewaehlten-oecd-laendern/.

Rickheim PL, Weaver TW, Flader JL, et al.: Assessment of group versus individual diabetes education: a randomized study. Diab Care 2002; 25: 269 – 274.

Schneider, Silvia; Margraf, Jürgen (Hg.) (2009): Störungen im Kindes- und Jugendalter. Heidelberg: Springer (Lehrbuch der Verhaltenstherapie / Silvia Schneider Jürgen Margraf (Hrsg.), Band 3). Online verfügbar unter http://www.socialnet.de/rezensionen/isbn.php?isbn=978-3-540-79544-5.

Statista Research Department (2021): Wie oft trinken Sie Alkohol? Umfrage zur Häufigkeit des Alkoholkonsums in Deutschland bis 2021. Hg. v. Statista. Online verfügbar unter https://de.statista.com/statistik/daten/studie/1200222/umfrage/haeufigkeit-alkoholkonsum-deutschland/.

Statistisches Bundesamt: Durchschnittlicher Verbrauch von (versteuerten) Zigaretten pro Tag in Deutschland in den Jahren 1991 bis 2021. Zigarettenkonsum pro Tag in Deutschland bis 2021. Online verfügbar unter https://de.statista.com/statistik/daten/studie/182391/umfrage/zigarettenkonsum-pro-tag-in-deutschland/, zuletzt geprüft am 29.06.2022.

Ströbl, V., Friedl-Huber, A., Küffner, R., Reusch, A., Vogel, H., & Faller, H. (2007): Beschreibungs- und Bewertungskritieren für Patientenschulungen. Praxis Verhaltensmedizin und Klinische Rehabilitation, 20, 11-14.

Ströbl, V., Küffner, R., Müller, J., Reusch, A., Vogel, H., & Faller, H. (2009): Patientenschulung: Qualitätskriterien der Schulungsumsetzung. Rehabilitation (48), S. 166–173.

Sudre, P., Jacquemet, S., Uldry, C., & Perneger, T. V. (1999): Objectives, methods and content of patient education programmes for adults with asthma: systematic review of studies published between 1979 and 1998. Thorax, 54, 681–687.

Traeger, Adrian C.; Lee, Hopin; Hübscher, Markus; Skinner, Ian W.; Moseley, G. Lorimer; Nicholas, Michael K. et al. (2019): Effect of Intensive Patient Education vs Placebo Patient Education on Outcomes in Patients With Acute Low Back Pain: A Randomized Clinical Trial. In: *JAMA neurology* 76 (2), S. 161–169. DOI: 10.1001/jamaneurol.2018.3376.

Trento M, Passera P, Borgo E, et al. (2004): A 5-year randomized controlled study of learning, problem solving ability, and quality of life modifications in people with type 2 diabetes managed by group care. Diab Care; 27: 670– 675.

Vries, U. de; Petermann, F. (2010): Patientenschulung in der medizinischen Rehabilitation. In: *Phys Rehab Kur Med* 20 (03), S. 137–143. DOI: 10.1055/s-0030-1253377.

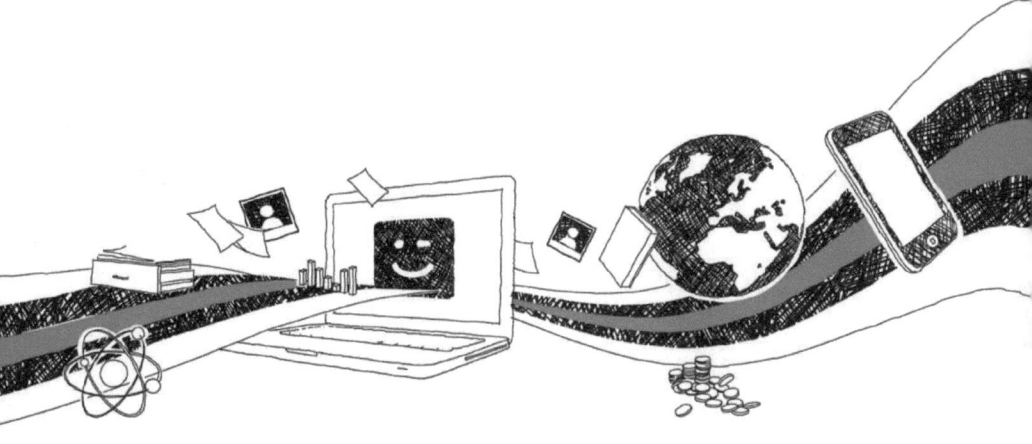
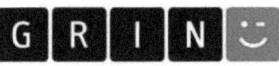